Ghanem Mohammed Mahjaf
Leila Mohamed A. Abdelgader
Mosab Nouraldein Mohammed Hamad

Cravinho (Syzygium aromaticum): Benefícios para a saúde e utilizações

Ghanem Mohammed Mahjaf
Leila Mohamed A. Abdelgader
Mosab Nouraldein Mohammed Hamad

Cravinho (Syzygium aromaticum): Benefícios para a saúde e utilizações

ScienciaScripts

Imprint

Cover image: www.ingimage.com

This book is a translation from the original published under ISBN 978-620-7-65329-4.

Publisher:
Sciencia Scripts
is a trademark of
Dodo Books Indian Ocean Ltd. and OmniScriptum S.R.L publishing group

120 High Road, East Finchley, London, N2 9ED, United Kingdom
Str. Armeneasca 28/1, office 1, Chisinau MD-2012, Republic of Moldova, Europe
Printed at: see last page
ISBN: 978-620-7-89540-3

Cravinho *(Syzygium aromaticum):* Benefícios para a saúde e utilizações

Dr. Ghanem Mohammed Mahjaf

Departamento de Microbiologia, Faculdade de Ciências Médicas Laboratoriais, Universidade de Shendi, Shendi, Sudão.

Dra. Leila Mohamed A. Abdelgader

Professor Associado: Departamento de Microbiologia, Faculdade de Ciências Médicas Laboratoriais, Universidade de Shendi, Shendi, Sudão.

Mosab Nouraldein Mohammed Hamad

Professor assistente: Departamento de Microbiologia, Faculdade de Medicina, Universidade Elsheikh Abdallah Elbadri.

Índice

Dedicação 3

Agradecimentos 4

Resumo 5

1. Introdução 7

2. Eficácia dos extractos brutos de cravo-da-índia 10

3. *Syzygium aromaticum:* Aspectos botânicos 12

4. Composição química do OE de *5. aromaticum* 14

5. Actividades biológicas de *A. aromaticum* 16

6. Eficácia nas doenças 18

8. Doses de toxicidade 22

9. Atividade antibacteriana 23

10. Formulações de nanofibras e nanopartículas 25

12. Tratamento das doenças da cavidade oral 28

13. Atividade antifúngica contra diferentes espécies de Candida 30

14. Vaginose bacteriana e candidíase vulvovaginal 32

15. Atividade anti-Giardia 34

16. Perspectivas futuras 36

Conclusão 39

Referência: 41

Dedicação

Aos nossos pais e mães

Agradecimentos

A todos os investigadores médicos que estão a trabalhar para promover a vida do homem, através da porta do conhecimento.

Resumo:

A medicina tradicional é definida como as práticas de saúde, abordagens, conhecimentos e crenças que incorporam medicamentos à base de plantas, animais e outros animais, terapias espirituais, técnicas manuais e exercícios aplicados singularmente ou em combinação para prevenir, diagnosticar e tratar doenças. Foi demonstrado que o estudo de medicamentos à base de plantas pode ser uma forma valiosa de encontrar novos compostos farmacêuticos que podem ser utilizados para tratar doenças graves. Descobriu-se que muitas espécies de plantas têm fitoconstituintes, incluindo taninos, alcalóides, terpenos, glicosídeos, saponinas, flavonóides, esteróides e outros, que têm propriedades farmacológicas. Por serem anti-sépticos, o cravo-da-índia e o óleo de cravo-da-índia são úteis para tratar uma variedade de problemas comuns, incluindo queimaduras, feridas, pé de atleta, cortes e contusões. O óleo de cravinho é um ingrediente comum em elixires bucais, sprays para a garganta, pastas de dentes e tratamentos dentários devido às suas qualidades antibacterianas. Ao limpar o sangue e ao ajudar na luta contra inúmeras doenças, o cravinho e o óleo de cravinho fortalecem o sistema imunitário. O *Syzygium aromaticum* (cravinho) é uma especiaria tradicional que tem sido utilizada para a conservação de alimentos e possui várias actividades farmacológicas. *O S. aromaticum* é rico em muitos fitoquímicos, nomeadamente: sesquiterpenos, monoterpenos, hidrocarbonetos e compostos fenólicos. O acetato de eugenilo, o eugenol e o ʙ-cariofileno são os fitoquímicos mais importantes do óleo de cravinho. Farmacologicamente, *o S. aromaticum* foi examinado em relação a vários parasitas e microorganismos patogénicos, incluindo bactérias patogénicas, *Plasmodium, Babesia, parasitas Theileria, Herpes simplex* e vírus da hepatite C. Vários relatórios documentaram a atividade analgésica, antioxidante, anticancerígena, anti-séptica, antidepressiva, antiespasmódica, anti-inflamatória, antiviral, antifúngica e antibacteriana do eugenol contra várias bactérias patogénicas, incluindo *Staphylococcus epidermidis* e *S. aureus* resistentes à meticilina. Além disso, verificou-se que o eugenol protege contra a hepatotoxicidade induzida pelo CCl4 e mostra uma potencial eficácia letal contra a multiplicação de vários parasitas, incluindo *Giardia lamblia, Fasciola gigantica, Haemonchus contortus* e *Schistosoma mansoni.* O cravo-da-índia é incrivelmente útil, pelo que o ideal seria consumi-lo todos os dias. No entanto, como acontece com qualquer especiaria, pode ser demasiado difícil incluir o cravinho nas suas refeições com demasiada frequência.

1. Introdução

O sistema medicinal tradicional baseado na utilização de remédios à base de plantas continua a desempenhar um papel importante no sistema de cuidados de saúde. Nas últimas décadas, as plantas medicinais têm vindo a ganhar maior aceitação devido à perceção de que estas plantas, sendo produtos naturais, têm menos efeitos secundários e maior eficácia do que os seus homólogos sintéticos **[1,2]**. Atualmente, cerca de 80% dos habitantes do mundo dependem dos medicamentos tradicionais como forma principal dos seus cuidados de saúde primários **[3]**. Farmacologicamente, várias plantas herbáceas possuem actividades bactericidas, virucidas e fungicidas; são utilizadas no embalsamamento, na conservação de alimentos e têm actividades anti-inflamatórias, antimicrobianas, espasmolíticas, sedativas, analgésicas e anestésicas locais **[4,5]**. **Foi** relatado que muitas espécies de plantas têm actividades farmacológicas atribuíveis aos seus fitoconstituintes, tais como glicosídeos, saponinas, flavonóides, esteróides, taninos, alcalóides, terpenos e, consequentemente, **[4]**. Até à data, os remédios à base de plantas têm sido documentados como uma fonte vital para a descoberta de novas moléculas farmacêuticas que têm sido utilizadas para tratar doenças graves. Estes fitoquímicos identificados têm sido considerados um composto líder notável na procura de medicamentos novos e eficazes **[5]**. *Syzygium (S.) aromaticum,* também conhecido como cravo-da-índia, é um botão de flor seca pertencente à família Myrtaceae, originária das ilhas Maluku na Indonésia, mas que recentemente tem sido cultivada em diferentes locais do mundo **[6,7]**. A árvore do cravinho é composta por folhas e botões (a parte comercial da árvore) e a produção de botões florais começa quatro anos após a plantação. Posteriormente, são colhidos à mão ou utilizando uma fito-hormona natural na fase de pré-floração **[6]**. Curiosamente, são utilizados comercialmente para muitos fins medicinais e na indústria de perfumes, e o cravinho é considerado uma das especiarias que podem ser potencialmente utilizadas como conservantes em muitos alimentos, especialmente no processamento de carne, para substituir os conservantes químicos devido às suas propriedades antioxidantes e antimicrobianas **[6,8]**. Vários relatórios documentaram as actividades antibacterianas, antivirais, anticarcinogénicas e antifúngicas de algumas ervas aromáticas, incluindo a canela, os orégãos, o cravinho, o tomilho e a hortelã. No entanto, o cravinho ganhou muita atenção entre outras especiarias devido às suas potentes actividades antimicrobianas e antioxidantes **[9]**. O papel eficaz do cravinho na inibição de diferentes doenças degenerativas é atribuído à presença de vários constituintes químicos em concentrações elevadas com atividade antioxidante **[10,11]**. O óleo essencial de cravinho (CEO) é tradicionalmente utilizado no tratamento de queimaduras e feridas e como analgésico nos cuidados dentários, bem como no tratamento de infecções e dores de dentes. Para além disso, a sua utilização tem sido documentada em várias aplicações industriais e é amplamente utilizado em perfumes, sabonetes e como veículo de limpeza em trabalhos histológicos **[12]**. O cravinho é utilizado na medicina tradicional indiana e chinesa como agente aquecedor e estimulante **[7]**. Tradicionalmente, o cravinho tem sido utilizado durante séculos no tratamento de vómitos, flatulência, náuseas, doenças do fígado, intestinos e estômago e como estimulante dos nervos. Na Ásia tropical, está documentado que o cravinho alivia diferentes microrganismos, como a sarna, a cólera, a malária e a tuberculose. Também na América, o cravinho tem sido tradicionalmente utilizado na inibição de agentes patogénicos de origem alimentar para tratar vírus, vermes, cândida e diferentes infecções bacterianas e protozoárias **[13]**. Além disso, o eugenol tem sido amplamente utilizado em medicina dentária porque pode penetrar no tecido da polpa dentária e entrar na corrente sanguínea **[14]. Foi** relatado que os sesquiterpenos isolados do cravinho têm atividade anticancerígena **[15]**.

2. Eficácia dos extractos brutos de cravo-da-índia

Várias moléculas de *S. aromaticum*, nomeadamente kaempferol, florin, 5, 7-dihydroxy-2- methylchromone-8-C-P-D-glucopyranoside, glucosídeo do ácido orsellinic, myricetin, rhamnocitrin, ácido gálico, ácido oleanólico, ácido elágico e triglicósidos de flavonóides foram documentados pela sua eficácia na inibição de agentes patogénicos orais **[16]**. Como o extrato etanólico de *S. aromaticum* mostrou uma elevada eficácia antioxidante, para além da sua atividade hepatoprotectora sobre os danos no fígado causados pelo tratamento com paracetamol **[17]**. A possível explicação para o aumento das enzimas séricas nas lesões hepáticas induzidas pelo paracetamol pode ser atribuída à inibição de enzimas intracelulares através da eficácia da estabilização da membrana, o que corresponde à opinião de que os níveis de transaminases séricas foram restaurados através da recuperação do renque hepático de *Pseudomonas aeruginosa* e *Escherichia coli* e da regeneração dos hepatócitos **[18]**. Essawi e Srour **[19]** testaram a eficácia antimicrobiana de seis extractos de ervas medicinais in vitro em relação a quatro espécies bacterianas, sendo *Staphylococcus aureus* resistente à meticilina e *Bacillus subtilis* os microrganismos mais inibidos. O extrato de *Syzygium aromaticum* foi o mais ativo contra a multirresistência. Joshi et al. **[20]** descobriram que *S. aromaticum* foi o mais eficaz contra *Salmonella typhi*. Além disso, Jirovetz et al. **[29]** mostraram que o extrato de botão de flor de *S. aromaticum* (cravinho) mostrou eficácia antibacteriana contra isolados bacterianos de *Bacillus* e *Serratia marcescens*. Além disso, Oulkheir et al. **[21]** descobriram que o CEO produziu uma zona de inibição contra *E. coli* de 16 mm e uma zona inibitória mais elevada (20 mm) contra espécies de *Salmonella*, enquanto que não teve qualquer efeito antibacteriano sobre *K. pneumoniae*. Haroun e Al-Kayali **[22]** notaram um bom sinergismo entre o extrato etanólico de *S. aromaticum* e diferentes antibióticos em comparação com o extrato aquoso contra o isolado de *S. aureus*. Curiosamente, relatórios anteriores investigaram a eficácia antifúngica do eugenol e do óleo de cravinho contra leveduras, fungos filamentosos e fungos patogénicos humanos **[23-26]**. Além disso, Nejad et al. **[27]** relataram a eficácia antibacteriana de várias moléculas bioactivas naturais, nomeadamente timol, eugenol, carvacrol e cinamaldeído contra a *E. coli,* e revelaram que o eugenol resultou na eficácia antibacteriana mais baixa, enquanto o tratamento combinado de carvacrol e timol, cinamaldeído e eugenol revelou uma eficácia sinérgica **[28]**.

3. *Syzygium aromaticum:* Aspectos botânicos

Syzygium aromaticum (L.) Merr. e L.M. Perry ou *Eugenia caryophyllata* Thunb., vulgarmente designada por cravinho, é uma árvore pertencente à família Myrtaceae e é uma planta medicinal promissora pela sua utilização antimicrobiana. A planta é nativa da Indonésia, em particular das ilhas Maluku, e requer um clima quente e húmido. A árvore perene pode atingir uma altura de 12-15 m e é caracterizada por folhas ovado-lanceoladas, flores com 4 sépalas vermelhas e 4 pétalas branco-rosadas e bagas como fruto (**Figura 1**) **[30,31].**

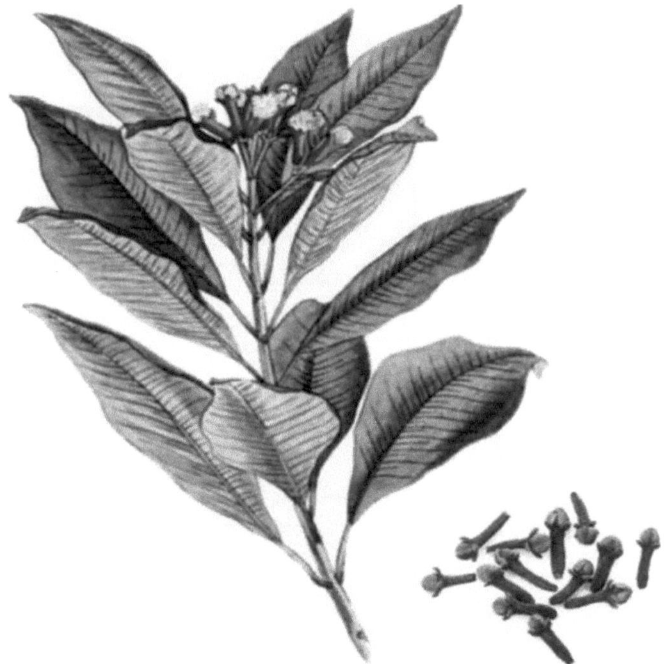

Figura 1. Representação de *S. aromaticum*.

Após 4 anos de cultivo, os botões de flores começam a formar-se (a sua forma assemelha-se à de uma unha), e são normalmente colhidos antes da floração, durante a maturação. Utilizando fito-hormonas naturais, é possível produzir uma maturação precoce **[30]**. Os botões representam o compartimento da planta com o teor mais elevado de OE, mas também podem ser obtidos a partir da destilação das folhas **[31]**. Além disso, o cravinho representa uma das fontes mais importantes de compostos fenólicos, como o kaempferol e a quercetina, o ácido cafeico, o ácido elágico e o ácido ferúlico **[30]**.

4. Composição química do OE de *S. aromaticum*

O OE de cravinho é composto por vários compostos. O principal é o eugenol, que representa 50% da sua composição. O acetato de eugenilo, o ʙ-cariofileno e o a-humuleno são outros componentes do OE, normalmente presentes em quantidades menores **[32,33]**. Diferentes factores influenciam a composição do OE, incluindo o método de destilação e/ou a variedade da planta **[34]**. O eugenol é um fenilpropanóide e representa a molécula volátil mais bioactiva do OE de cravinho, caracterizada por um sabor e um cheiro intensos (**Figura 2**) **[35]**. A sua solubilidade em água é baixa, mas é elevada em solventes orgânicos **[36]**. Quando administrado por via oral, o eugenol é bem absorvido e atinge facilmente a corrente sanguínea. Em 24 horas, é completamente excretado na urina sob a forma de metabolitos conjugados, principalmente eugenol-glucuronido e sulfato. Apenas 0,1% da dose administrada é excretada sem conjugação **[37]**. A toxicidade do eugenol deve-se à sua atividade pró-oxidante e à sua ligação a resíduos de lisina, que determina a degradação das proteínas **[37]**. No entanto, tanto o OE de *S. aromaticum* como o eugenol são considerados seguros pela Food and Drug Administration e, pela Organização Mundial de Saúde, a dose recomendada é de 2,5 mg/kg **[33]**.

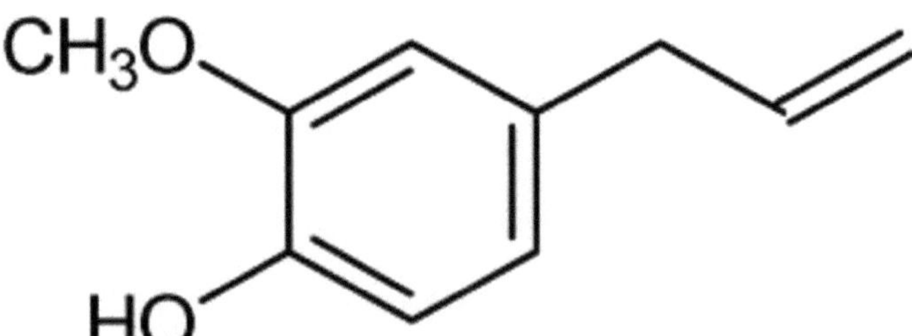

Figura 2. Estrutura química do eugenol.

S .aromaticum OE pode ser obtido por diferentes métodos convencionais, mas também por técnicas inovadoras. O método mais comum é a destilação: utilizando água a ferver ou vapor, todos os componentes voláteis são destilados da matéria vegetal; sendo insolúvel em água, o OE separa-se do resto, resultando na geração de duas fases facilmente separáveis. Apesar da sua simplicidade, este método tem algumas desvantagens, uma vez que pode ser responsável pela degradação de alguns componentes do OE **[32]**. A extração assistida por ultra-sons (UAE), a extração assistida por micro-ondas (MAE) e a extração com fluido supercrítico (SFE) representam algumas das técnicas inovadoras que garantem uma extração mais rápida com um menor consumo de energia, em comparação com os métodos convencionais. Nestes casos, os componentes voláteis são obtidos a partir do material vegetal após a degradação da parede celular. Quando se utiliza a EMA, o teor de eugenol no OE de *S. aromaticum* é elevado e preserva as suas propriedades antioxidantes e antimicrobianas **[32]**. A EAU utiliza ondas ultra-sónicas que podem ser aplicadas tanto diretamente às amostras de plantas como indiretamente ao seu recipiente **[32]**. No SFE, é utilizado um solvente, geralmente dióxido de carbono no seu estado supercrítico. A adição de co-solventes, como o etanol ou a água, pode alterar as características do fluido supercrítico, facilitando assim a extração de compostos específicos de interesse. Este método elimina possíveis poluentes, como pesticidas e substâncias tóxicas. A comparação dos OEs de *S. aromaticum* obtidos utilizando estes três métodos diferentes destacou a presença dos mesmos compostos principais, embora em concentrações diferentes **[32]**.

5. Actividades biológicas de *A. aromaticum*

S. aromaticum é caracterizado por muitas actividades farmacológicas, esquematizadas na **Figura 3**, que podem permitir a manutenção da saúde humana **[33].**

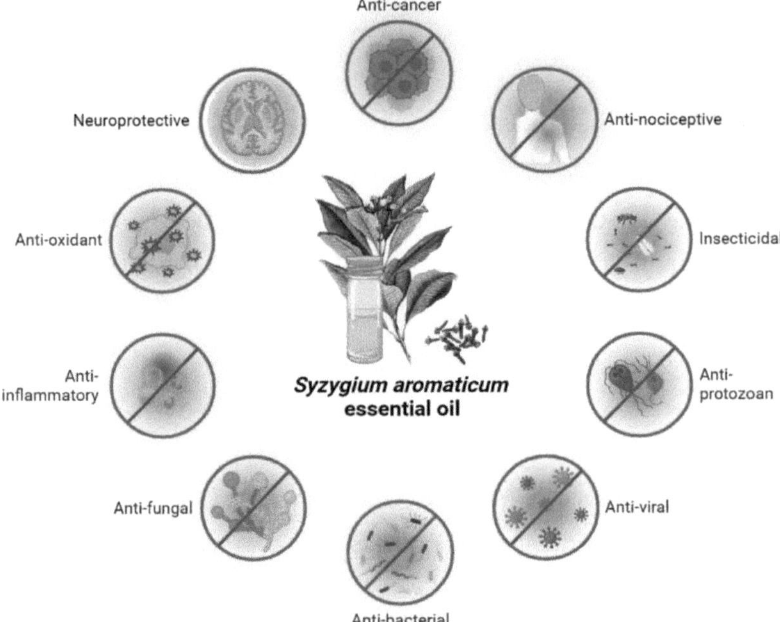

Figura 3. Representação esquemática das actividades biológicas do óleo *essencial de A. aromaticum* (Criado com BioRender.com).

Exerce uma ação antioxidante, inibindo a peroxidação lipídica e a formação de espécies reactivas de oxigénio (ROS). De facto, muitas doenças humanas, como o cancro, a artrite e a diabetes, são caracterizadas pela presença de grandes quantidades de radicais livres, e sabe-se que a ingestão de plantas, frutos e legumes ricos em flavonóides, polifenóis e antocianinas pode ser benéfica, devido à sua ação antiescavadora. Neste contexto, o eugenol pode exercer uma atividade antioxidante significativa devido à presença de um grupo alilo **[36].** A atividade anti-inflamatória do eugenol é também bem conhecida; consiste na inibição da ciclo-oxigenase-2 (COX-

2), das citocinas inflamatórias, da síntese de prostaglandinas, do TNF-a e da ativação do NF-KB **[36].** No que diz respeito às actividades neuroprotectoras e anti-stress, foi demonstrado que o eugenol pode reduzir os níveis do péptido amiloide-0, inibir a 5-lipoxigenase e evitar a redução do conteúdo de dopamina **[36].** O OE de cravo e o eugenol também são utilizados pelo seu efeito analgésico em condições de doença geral, dores de cabeça ou doenças orais. A atividade analgésica deve-se à interação com os sistemas colinérgico e opióide, e à inibição dos canais de sódio dependentes da voltagem e à ativação do canal de catiões do potencial recetor transitório V1 (TRPV1), da mesma forma que os anestésicos locais **[32].** Uma atividade biológica adicional do OE de cravinho é a atividade anticancerígena, uma vez que pode induzir a morte celular contra diferentes tipos de tumores, como os cancros do cólon, do pulmão, da próstata e do pâncreas **[32]. Inibe** a produção de prostaglandina E2, o processo de oxidação do ADN e também suprime a expressão do gene COX-2 em linhas celulares de cancro do cólon humano **[36].** Também diminui os efeitos secundários da quimioterapia, como os vómitos, a perda de apetite e de peso e as náuseas **[32].** O OE de *S. aromaticum* também pode induzir uma atividade antinociceptiva, devido à inibição da COX-2, à ativação dos receptores do sistema opióide e colinérgico e à modulação dos receptores do ácido gama-aminobutírico (GABA) **[32].** Por último, o OE de cravinho pode ser utilizado pela sua atividade inseticida contra numerosos insectos e parasitas, como pulgas, pulgões, ácaros, formigas e mosquitos, sem qualquer dano para a saúde humana e o ambiente, que estão frequentemente associados à utilização de insecticidas comuns **[32].**

6. Eficácia em doenças

Vários métodos in vitro, como o radical 1, 1-difenil-2-picril-hidroxilo (DPPH), b-caroteno-linoleato, tiocianato férrico e radical hidroxilo, revelaram que a atividade antioxidante do cominho e do cravinho é consistente com o conservante alimentar sintético, o hidroxitolueno butilado (BHT) **[38]**. Além disso, Gülcin et al. **[39]** mediram a eliminação do radical DPPH do óleo de cravinho em comparação com alguns agentes antioxidantes artificiais, nomeadamente, alfa-tocoferol, BHT, Trolox e hidroxianisol butilado, e demonstraram que a atividade antioxidante do óleo de cravinho diminuiu da seguinte forma: óleo de cravinho > BHT > alfa-tocoferol > hidroxianisol butilado > Trolox. Vários métodos in vitro, incluindo DPPH, capacidade de absorção de radicais de oxigénio, poder antioxidante redutor férrico, 2-deoxiguanosina, 2, 2'-azino-bis (ácido 3-etilbenzotiazolina-6-sulfónico) (ABTS) e xantina oxidase, foram utilizados para examinar a atividade antioxidante do extrato aquoso de *S. aromaticum*. Documentaram que a potente eficácia antioxidante do extrato aquoso de *S. aromaticum* pode dever-se à forte capacidade de doação de hidrogénio, à eliminação de peróxido de hidrogénio, radicais livres e superóxido e à capacidade de quelação de metais **[40]**. Os agentes antioxidantes, como os extractos de cravinho e o CEO, desempenham um papel significativo no tratamento dos défices de memória resultantes do stress oxidativo **[41]**. Halder et al. **[42]** revelaram que o pré-tratamento do CEO reduziu o stress oxidativo avaliado pela glutationa, bem como os níveis de malondialdeído no cérebro de ratos. Concluíram que a capacidade do óleo de cravinho para restaurar a memória e as deficiências de aprendizagem resultantes do tratamento a curto e longo prazo com escopolamina é atribuída à sua eficácia na redução do stress oxidativo. Além disso, o efeito analgésico do cravinho, bem como do eugenol, foi documentado contra a dor de dentes e a dor nas articulações através da ativação dos canais de cloreto e de cálcio nas células ganglionares [43]. No entanto, outro estudo revelou que a atividade analgésica do cravinho pode ser atribuída à sua atividade agonista da capsaicina [44]. Daniel et al. [45] relataram a eficácia analgésica in vivo do eugenol utilizando o método de contorção abdominal estimulado pelo ácido acético. Curiosamente, as actividades anti-carcinogénicas e citotóxicas do CEO foram relatadas contra linhas de células tumorais humanas PC-3 e Hep G2 [15,46,47]. Chaieb et al. [23] documentaram que o eugenol e o dehidrodieugenol demonstraram estimular a morte de células cancerígenas humanas. Além disso, a eficácia antimutagénica do cinamaldeído foi investigada contra células de hepatoma derivadas de seres humanos, uma vez que inibiu a incidência de micronúcleos causada por diferentes aminas heterocíclicas [48]. Os produtos naturais foram confirmados como os mais eficientes em termos da sua capacidade de alterar a função das proteínas relacionadas com o cancro [49]. Kouidhi et al. [50] e Kumar et al. [51] estabeleceram que o CEO e o eugenol possuem actividades anticancerígenas contra células de cancro da leucemia, do pulmão, da mama e colorrectal. O cravo exerceu atividades antiinflamatórias e imunomoduladoras, suprimindo a ação do lipopolissacarídeo (LPS), bem como a via do fator nuclear-κB (NF-κB). Han e Parker [59] relataram que a atividade anti-inflamatória do cravinho pode estar relacionada com o composto ativo, o eugenol. Os óleos essenciais de cravo foram relatados para aumentar a circulação sanguínea e aumentar a temperatura corporal [6]. Vários relatórios documentaram que o cravinho pode reduzir o risco de esclerose arterial, doenças cardiovasculares e outras doenças associadas ao stress oxidativo. O eugenol também apresenta actividades vasodilatadoras reversíveis e relacionadas com a dose, bem como actividades inotrópicas negativas no músculo cardíaco, e mostrou uma eficácia hipotensiva e relaxante do músculo liso [52]. Foi documentado que o cravo-da-índia possui efeitos estimulantes do sistema nervoso, bem como efeitos de reforço do comportamento sexual em ratos machos **[53],** e esta ação pode ser atribuída à sua atividade de reforço do sistema nervoso. Além disso, mostrou um aumento no desempenho de acasalamento em ratos em comparação com um aumento na motivação sexual **[54].** Cortés- Rojas et al. **[6]** relataram a capacidade do óleo de cravo de inibir e prevenir a ejaculação precoce. O comportamento sexual do cravo-da-índia em humanos foi reforçado pela estimulação do nível de testosterona. O óleo de cravo foi documentado como um inibidor da síntese de tromboxano e da agregação de plaquetas e mostrou uma atividade anticoagulante. Além disso, o óleo de cravo impediu a agregação plaquetária causada pelo fator de ativação plaquetária, ácido araquidónico ou colagénio, e os resultados revelaram que o óleo de cravo é mais eficaz na inibição da agregação induzida pelo fator de ativação plaquetária e pelo ácido araquidónico do que o colagénio **[54]. Além** disso, foi relatado que o eugenol previne a biossíntese de prostaglandinas, a formação de tromboxano B2 e a agregação de plaquetas causada pelo ácido araquidónico in vitro **[55].** O efeito antiespasmódico miogénico do eugenol foi documentado no músculo liso das vias respiratórias de ratos. Verificou-se que actua bloqueando os canais de Ca^{2+} geridos por voltagem e receptores, aumentando a libertação de Ca^{2+} do retículo sarcoplasmático e diminuindo a sensibilidade das proteínas contrácteis ao Ca^{2+}**[56]. Além disso**, mostrou um efeito antipirético através de uma ação central comparável à do acetaminofeno e dos agentes antipiréticos alopáticos **[57].** O eugenol e os seus análogos revelaram uma eficácia antidepressiva in vivo, impedindo a monoamina oxidase **[58].**

7. Estudos de farmacocinética do Eugenol

O metabolismo do eugenol foi examinado em voluntários saudáveis do sexo masculino e feminino. Sabe-se que o eugenol é facilmente absorvido após administração oral e atinge rapidamente o plasma e o sangue com uma meia-vida de 14 e 18 horas, respetivamente, e o seu impacto cumulativo foi observado após a sua administração diária para o tratamento da dor neuropática **[57]**. Posteriormente, o eugenol é metabolizado em ácido glucurónico ou conjugado de sulfato no fígado. O metil-eugenol foi parcialmente metabolizado no fígado pela ação de diferentes enzimas CYP 450 em epóxido reativo 2', 3'-(alílico) ou derivados hidroxilados 1' **[60]**. O metabolismo do eugenol foi indicado pela mesma via de bioactivação e a forma genotóxica e carcinogénica do eugenol parece ser provavelmente insignificante quando comparada com o metil-eugenol e é excretada na forma conjugada na urina durante 24 horas **[61]**. As vias metabólicas secundárias incluem a oxidação da ligação dupla da cadeia lateral ao epóxido e, em seguida, a hidrólise em diol e a oxidação adicional em isoeugenol acompanhada de oxidação alílica e, em seguida, a redução da ligação dupla da cadeia lateral **[61]**. Menos de 0,1% da dose de eugenol foi secretada na forma não metabolizada na urina, enquanto 95% da sua dose foi reposta na urina, mais de 99% composta por conjugados fenólicos, e 50% foi encontrada como eugenol-glucuronido e sulfato. A urina é constituída por conjugados de eugenol e outros metabolitos (por exemplo, cis- e transisoeugenol, 4-hidroxi-3-metoxifenil-propano, ácido 3-(4-hidroxi-3-metoxifenil)-propiónico, 3-(4-hidroxi-3-metoxifenil)-propano-1, 2-diol e 3-(4-hidroxi-3-metoxifenil)-propileno-1, 2-óxido) **[60]**.

8. Doses de toxicidade

A Food and Drug Administration (FDA) confirmou a segurança dos botões de cravo-da-índia, do óleo de cravo-da-índia, do eugenol e das oleorresinas como suplemento alimentar; no entanto, recentemente, tem-se verificado uma atenção considerável relativamente à sua toxicidade **[63].** Prashar et al. **[62] examinaram** as actividades citotóxicas do CEO e do eugenol in vitro contra fibroblastos humanos e células endoteliais, e documentaram que os reconheceram como seguros. Por outro lado, outros relatórios revelaram que o eugenol tem uma eficácia alérgica quando utilizado em medicina dentária **[12,64].** Além disso, foi relatado que o eugenol, assim como o CEO, tem um efeito espermicida in vitro em seis parceiros masculinos de casais inférteis **[65].** A Organização Mundial de Saúde (OMS) provou que a quantidade diária aceitável de cravo-da-índia em seres humanos é de 2,5 mg/kg de peso corporal **[46].** A atividade tóxica do CEO foi avaliada nas espécies de peixes de aquário *Poecilia reticulata* e *Danio rerio* e apresentou concentrações letais semi-máximas (LD_{50}) de 18,2 ± 5,52 e 21,7 ± 0,8 mg/mL contra *Danio rerio* e *Poecilia reticulata* após 96 h, respetivamente **[66].** Janes *et al.* **[67]** documentaram os efeitos secundários agudos (por exemplo, coagulopatia intravascular disseminada, convulsões generalizadas e hepatotoxicidade após a administração do CEO). Recentemente, Johannah et al. **[68]** demonstraram os efeitos notáveis da desintoxicação e da saúde cardíaca em humanos, reduzindo a peroxidação lipídica e aumentando os níveis de enzimas redox endógenas. Além disso, outro estudo in vivo relatou a dermatite de contacto alérgica do eugenol em cobaias **[39].**

9. Atividade antibacteriana

Algumas evidências da atividade antibacteriana do OE de *S. aromaticum* vieram do Laboratório de microbiologia da Universidade Federal do Maranhão. Teles e colegas (2021) determinaram a atividade antimicrobiana do OE de *S. aromaticum* e do eugenol através do teste de disco-difusão em estirpes bacterianas pertencentes às espécies *S. aureus* (Gram-positivas) e *E. coli* e *P. aeruginosa* (Gram-negativas) **[69].** Após 24 h de incubação, tanto o OE de *S. aromaticum* como o eugenol induziram uma atividade inibitória consistente contra *S. aureus* **[69].** Relativamente à Concentração Inibitória Mínima (CIM), o OE de cravinho foi mais eficaz contra *S. aureus* (CIM = 50 gg/mL) do que o eugenol (CIM = 250 gg/mL) **[69].** Embora tenha sido relatado que a atividade antimicrobiana do OE de *S. aromaticum* se deve em grande parte à presença de eugenol, outros compostos fenólicos podem ser responsáveis por esta atividade **[70].** Os valores de CIM obtidos nesse estudo destacaram que o fitocomplexo, e não o composto único, é responsável por essa atividade **[69].** As espécies Gram-negativas *E. coli* e *P. aeruginosa* foram menos inibidas pelo OE de cravo-da-índia, provavelmente devido à presença da membrana externa que representa uma barreira adicional à introgressão dos componentes do OE, se comparada com as bactérias Gram-positivas **[71].**

Em geral, a atividade antimicrobiana de um OE pode ser influenciada por diferentes factores: as características do(s) microrganismo(s) alvo, a temperatura, o pH, a concentração de substâncias antimicrobianas e/ou a presença de matéria orgânica. Por conseguinte, os resultados obtidos in vitro não devem ser comparados com as aplicações in vivo de compostos naturais, uma vez que, neste último caso, a atividade antimicrobiana pode ser reduzida ou não se manifestar de todo **[72].** O OE de cravinho foi utilizado para a avaliação da influência destes factores no seu efeito antimicrobiano contra *E. coli, S. aureus* e *P. aeruginosa* **[72,73].** No início, observou-se que a atividade antimicrobiana do OE de *S. aromaticum* era vinte vezes mais elevada à temperatura de 37 °C **[72]**. A fluidez da camada lipídica da membrana é influenciada pela temperatura; assim, a temperaturas mais elevadas, a função da membrana celular fica comprometida e a permeabilidade aumenta, com o consequente aumento da suscetibilidade da célula ao(s) composto(s) antimicrobiano(s) **[74]**. No que diz respeito à presença de matéria orgânica, a atividade bactericida do OE de cravinho foi preservada, embora reduzida, destacando o seu potencial como agente antimicrobiano para uso externo, por exemplo em medicina dentária ou para o tratamento de problemas de pele **[72]**. Neste estudo, concluiu-se que um extrato aquoso de cravinho *(syzigium aromaticum)* possui um efeito antimicrobiano notável em bactérias gram-positivas e gram-negativas. Com base nesta investigação, os resultados mostraram que o cravinho nas suas formas mais concentradas foi muito eficaz contra todas as bactérias patogénicas incluídas nesta investigação. Além disso, a atividade antibacteriana do cravinho em concentrações diferentes de 100% dependia do tipo de espécie bacteriana, o que significa que o efeito antibacteriano pode ser alterado de uma estirpe para outra. O cravinho pode ser uma solução para o problema da resistência aos antibióticos, pode fornecer uma nova fonte de medicamentos alternativos aos antibióticos e pode ajudar a evitar e minimizar os efeitos secundários destes antibióticos **[97]**.

10. Formulações de nanofibras e nanopartículas

A nanotecnologia inclui vários sistemas inovadores que consistem na inclusão de substâncias antimicrobianas em matrizes químicas para melhorar a sua eficácia **[75]**. No contexto da multirresistência, sabe-se que as infecções causadas por agentes patogénicos humanos MDR são mais difíceis de erradicar com antibióticos convencionais, tornando necessária a utilização de novos compostos antimicrobianos e/ou novas formulações. Nanofibras carregadas com OE de cravo-da-índia encontraram recentemente aplicação em processos de cicatrização de feridas. A formulação composta por OE de *S. aromaticum*, quitosano e óxido de polietileno exerceu um forte efeito antibacteriano contra *S. aureus, E. coli, P. fluorescens* e *B. subtilis* **[76]**. Quando utilizada em testes de difusão em disco, a formulação de óxido de etileno determinou o aparecimento de halos de inibição difusos e pronunciados, se comparada com as nanofibras na ausência de óxido de etileno **[76]**. As mesmas nanofibras carregadas com OE foram testadas in vivo em ratos Sprague Dawley para avaliar a cicatrização de feridas. Foram criadas feridas circulares no dorso dos animais; em seguida, os ratos foram separados em 4 grupos, que receberam (i) nenhum tratamento, (ii) aplicação de nanofibras vazias, (iii) aplicações de nanofibras carregadas com óxido de etileno e (iv) tratamento com um produto comercial. As nanofibras carregadas com OE de cravinho exerceram uma capacidade de cicatrização semelhante à do produto comercial, confirmando assim as suas potenciais aplicações para este fim **[76]**.

Embora o OE de *S. aromaticum* seja uma mistura antimicrobiana eficaz, a sua atividade pode ser limitada devido à sua hidrofobicidade e elevada volatilidade. Por estas razões, as formulações de nanopartículas podem representar um sistema alternativo válido para ultrapassar estes limites e melhorar a atividade antibiótica do OE de cravinho **[75]**. Uma das vantagens da utilização de nanopartículas é que estas se caracterizam por uma baixa citotoxicidade e permitem aumentar a estabilidade do OE, controlando simultaneamente a sua farmacocinética **[75]**. O efeito antibacteriano do OE de cravinho sozinho e das nanopartículas carregadas com OE foi verificado e comparado utilizando *Salmonella typhi, P. aeruginosa, S. aureus* e *Candida albicans* como estirpes alvo, através da determinação da CIM. Também neste caso, a atividade antimicrobiana das nanopartículas carregadas com OE foi superior à do OE isolado; foi sugerido que a nano-formulação interage melhor com a membrana celular microbiana e estabiliza o OE, resultando numa atividade antimicrobiana mais pronunciada, principalmente contra bactérias Gram-negativas e fungos **[75]. Por** outro lado, as formulações tiveram uma eficácia inferior contra as bactérias Grampositivas quando comparadas com o OE isolado **[75].**

11. Agentes patogénicos nosocomiais

A Organização Mundial de Saúde publicou uma lista de microrganismos, incluindo *o Acinetobacter baumannii* e *a Klebsiella pneumoniae,* para os quais a identificação de novas substâncias capazes de os combater é de grande importância e de urgência absoluta **[77].** A colistina é um dos poucos medicamentos ainda utilizados contra estirpes resistentes de *A. baumannii* e *K. pneumoniae.* O OE de cravo foi testado contra estirpes de *A. baumannii* e *K. pneumoniae* susceptíveis à colistina, em combinação com o antibiótico, através do teste de disco-difusão. Os dados obtidos demonstraram a existência de uma sinergia entre o OE de *S. aromaticum* e a colistina contra ambas as estirpes bacterianas, uma sinergia que não foi observada com outros tipos de antibióticos, sugerindo uma interação específica entre o OE de cravinho e a colistina **[77].** Devido a esta sinergia, foram efectuados ensaios em tabuleiro de controlo também para estirpes resistentes ao antibiótico, salientando que o OE de cravinho foi capaz de diminuir a CIM do antibiótico. Este efeito foi atribuído à natureza hidrofóbica do eugenol, que rompe a membrana celular; além disso, também a colistina, que tem uma natureza anfipática, pode interagir com a membrana externa dos Gram-negativos. Uma vez que as duas moléculas actuam de forma semelhante, a alteração da permeabilidade da membrana resultante induz a morte celular **[77].** A administração de colistina, quando combinada com outras substâncias antimicrobianas com as quais estabelece sinergias, permite a retenção da sua atividade biológica em concentrações reduzidas **[77].** Como a colistina apresenta um certo grau de toxicidade em humanos, de forma dose-dependente, quanto menor a dose, menores os efeitos colaterais.

12. Tratamento das doenças da cavidade oral

O OE de *S. aromaticum* tem sido utilizado em diferentes dispositivos médicos, produtos cosméticos e alimentos. Em particular, o eugenol tem uma forte atividade contra várias bactérias que colonizam a cavidade oral, como a *Porphyromonas gingivalis* anaeróbica Gram-negativa, que é responsável pela doença periodontal. Esta doença, em que a gengiva se degrada até os dentes caírem, é convencionalmente tratada com antibióticos para reduzir a camada de bactérias. No entanto, estes agentes patogénicos periodontais formam um biofilme na cavidade oral, tornando-se assim resistentes à ação de muitos agentes antimicrobianos e iludindo as células do sistema imunitário do hospedeiro. Neste cenário, parece necessário identificar novas substâncias adequadas capazes de remover os biofilmes da cavidade oral, sem os efeitos secundários frequentemente associados à utilização de antibióticos convencionais **[78].**

Zhang e colegas (2017) testaram a atividade antibacteriana do eugenol e do OE destilado de folhas de cravinho contra *P. gingivalis* **[78].** Tanto a CIM como a concentração bactericida mínima (CBM) foram obtidas através do ensaio de microdiluição em caldo, utilizando o tinidazol como controlo positivo **[78].** Um forte efeito antibacteriano contra *P. gingivalis* foi exercido tanto pelo OE de *S. aromaticum* como pelo eugenol **[78].** As curvas antibiótico-morte obtidas destacaram que tanto o OE de eugenol como o de cravinho reduziram a quantidade de células bacterianas vivas proporcionalmente ao tempo; após 4 h, a maioria das células foi morta **[79].** Os mecanismos de ação foram atribuídos a alterações na permeabilidade da membrana celular bacteriana, como sugerido pela libertação observada de material intracelular, como proteínas e ácidos nucleicos, após o tratamento de 4 h com eugenol. Além disso, o eugenol foi capaz de interferir com os passos iniciais da formação de biofilme bacteriano. Em vez disso, o seu efeito no biofilme existente foi menos pronunciado, embora detetável **[78].**

Entre as bactérias responsáveis pelo início da cárie dentária, o *Streptococcus mutans* é considerado o principal agente cariogénico. Pode sobreviver num ambiente com pH baixo, o que se deve muito provavelmente ao metabolismo bacteriano dos hidratos de carbono que é responsável pela produção de ácidos. O tratamento da infeção por *S. mutans* inclui o uso de antibióticos, o que pode permitir a erradicação da infeção bacteriana; no entanto, os antibióticos também podem ser responsáveis por alterações da microbiota oral e/ou intestinal **[79]**. A cárie dentária também pode ser determinada por leveduras, como *Candida* spp., que afectam principalmente a raiz dos dentes em vez de toda a superfície, como as bactérias **[79]**. A atividade antimicrobiana de *S. aromaticum* contra algumas bactérias patogénicas humanas e leveduras isoladas de pacientes com cáries e cáries dentárias foi avaliada no estudo de Kouidhi et al. (2010). O teste de disco-difusão revelou que o OE de cravinho, mesmo em baixas concentrações, possuía uma excelente atividade antibacteriana contra estreptococos orais, incluindo bactérias cariogénicas, bem como uma atividade antifúngica digna de nota **[79]**.

13. Atividade antifúngica contra diferentes espécies de Candida

A candidíase refere-se a uma infeção fúngica causada por espécies de *Candida*, predominantemente *Candida albicans.* É uma infeção oportunista prevalente que afecta várias partes do corpo, geralmente a pele, as membranas mucosas e o trato gastrointestinal **[80].** *A Candida* faz parte da microbiota humana normal, mas um crescimento excessivo devido a uma imunidade enfraquecida, ao uso de antibióticos, a alterações hormonais ou a condições médicas subjacentes pode levar à candidíase. O aumento da incidência da candidíase é motivo de grande preocupação devido à sua associação com a resistência aos antibióticos, o que torna o seu tratamento difícil **[80].** **A** abordagem desta questão envolve a compreensão dos factores de risco, a melhoria do diagnóstico, a promoção de medidas preventivas e o desenvolvimento de novos agentes antifúngicos **[80].** A atividade antifúngica do OE de *S. aromaticum* contra estirpes de *Candida* isoladas de pacientes hospitalares com candidíase foi observada por Chaieb et al. (2007) utilizando o método de disco-difusão **[81].** O OE de *S. aromaticum* foi eficaz contra diferentes leveduras patogénicas humanas e a sua atividade inibitória foi atribuída mais uma vez ao eugenol, que pode perturbar a integridade das membranas celulares **[81].** Algumas espécies de *Candida,* juntamente com fungos dermatófitos como *Epidermophyton flocosum, Tricophyton rubrum,* ou *Tricophyton mentagrophytes* var. *interdigitale,* são responsáveis por algumas formas de onicomicose, uma infeção que envolve as unhas dos pés **[25].** O efeito do OE de *S. aromaticum* e do eugenol foi avaliado contra diferentes estirpes microbianas como *C. albicans, C. tropicalis, C. krusei, T. rubrum* e *T. mentagrophytes,* comparando a sua atividade com antifúngicos comuns. O teste de disco-difusão e a CIM obtida mostraram que tanto o OE como o eugenol foram eficazes contra todos os microrganismos **[25].** Dada a necessidade crescente de novas substâncias com baixos efeitos adversos capazes de combater infecções fúngicas, diferentes formulações de OE e eugenol de *S. aromaticum* podem representar uma alternativa válida aos antifúngicos convencionais a utilizar no tratamento da candidíase e da onicomicose **[25].**

14. Vaginose bacteriana e candidíase vulvovaginal

A vaginite nas mulheres na pré-menopausa consiste numa condição inflamatória causada por infecções microbianas, como a vaginose bacteriana (VB) ou a candidíase vulvovaginal (CVV). Na maioria dos casos, estas condições resolvem-se espontaneamente, embora por vezes os sintomas persistam ou ressurjam após os tratamentos. Aproximadamente 75% das mulheres já tiveram VVC sintomática na sua vida, muitas vezes caracterizada por episódios recorrentes em que os sintomas reaparecem após algumas semanas ou meses **[82].** No entanto, o fator desencadeante mais comum da vaginite é a VB, caracterizada pela ausência de lactobacilos produtores de peróxido de hidrogénio, colonizadores normais da mucosa vaginal, juntamente com o aumento do número de lactobacilos anaeróbios. A vaginose bacteriana é geralmente causada por *Gardnerella vaginalis, Atopobium vaginae* e algumas espécies de Bacteroides **[82].** A VB e a VVC são tratadas com antimicrobianos orais ou intravaginais. Contudo, estes medicamentos não são capazes de restaurar o equilíbrio da microflora, pelo que não podem proporcionar uma proteção a longo prazo. Além disso, o aparecimento de estirpes multirresistentes pode tornar os medicamentos convencionais ineficazes, pelo que são necessárias novas abordagens terapêuticas **[82].** O objetivo do estudo não intervencionista, observacional, multicêntrico e aberto realizado por Murina e colegas (2018) foi avaliar a eficácia de um gel vaginal contendo OEs de *S. aromaticum* e *Thymus vulgaris*, em combinação com duas cepas de lactobacilos, formuladas em cápsulas vaginais de liberação lenta **[82].** Neste estudo, que envolveu mulheres em idade fértil com sintomas de VB e VVC, a formulação foi utilizada como única terapia. Verificou-se uma melhoria significativa do ardor vaginal, do prurido e da produção de corrimento, tendo a avaliação microbiológica sido considerada normal em 80% dos casos. A terapia foi bem tolerada e ninguém abandonou o estudo. Uma percentagem elevada

(80%) de mulheres mostrou cura clínica e microbiológica e a eficácia do tratamento foi a mesma para ambas as doenças **[82].** Consequentemente, os OEs de *S. aromaticum* e *T. vulgaris* apareceram como misturas poderosas com actividades antibacterianas e antifúngicas que sinergizam entre si para inibir o crescimento de microrganismos, produzindo alterações na estrutura da membrana microbiana e baixando o pH, restaurando a microflora de lactobacilos **[82].**

15. Atividade Anti-Giardia

Várias doenças e infecções intestinais que afectam tanto os seres humanos como os animais em todo o mundo são causadas pela *Giardia lamblia.* Trata-se de um protozoário flagelado caracterizado por um ciclo celular constituído por uma fase de crescimento e uma fase de dormência, ou seja, os trofozoítos e os quistos que permitem ao microrganismo adaptar-se e sobreviver em diferentes ambientes e sob diferentes condições ambientais. Esta infeção é muito perigosa para crianças e idosos porque é responsável por diarreia grave e má absorção de nutrientes, representando um risco relevante para pessoas com deficiência imunitária. Em particular, os viajantes são os indivíduos mais expostos à *G. lamblia*, uma vez que a infeção pode ocorrer através do contacto com alimentos e água contaminados **[83]**.

A presença de estirpes resistentes e a escassa eficácia dos medicamentos disponíveis levaram à necessidade de obter novos compostos derivados de plantas com atividade *anti-Giardia*. Neste contexto, o OE de *S. aromaticum* pode representar um candidato potencialmente eficaz para superar este problema intestinal **[83]**. A atividade do OE de cravinho e do eugenol contra *G. lamblia foi* avaliada através do ensaio de inibição do crescimento. Os agentes antimicrobianos foram incubados com os trofozoítos, que foram depois observados ao microscópio ótico: tanto o OE como o eugenol isolado inibiram o crescimento de *G. lamblia de* uma forma dependente da concentração **[83]**. A capacidade de adesão dos trofozoítos também foi avaliada. Uma vez que a adesão deste agente patogénico às células intestinais é um fator determinante para a sua infeção, impedir a adesão ou o desprendimento dos trofozoítos das paredes intestinais são passos fundamentais para permitir a eliminação dos protozoários do organismo. O OE de cravinho influenciou a vitalidade dos trofozoítos e a sua aderência provocando a lise celular. O eugenol, ao contrário, não determinou a morte celular, mas inibiu a aderência dos trofozoítos. Pode concluir-se que o OE inclui outros componentes responsáveis pela morte dos trofozoítos. A perda de aderência foi determinada por alterações estruturais da forma dos trofozoítos e reabsorção dos flagelos, causada pela ação dos componentes do OE de cravinho, o eugenol **[83].**

16. Perspectivas futuras

Para aproveitar plenamente o potencial farmacológico das plantas e dos seus OE, é essencial considerar as plantas aromáticas medicinais como sistemas complexos e dinâmicos. Tal como todos os outros macro-organismos, as plantas medicinais possuem uma microbiota designada por fitobioma. Esta engloba microrganismos capazes de colonizar os tecidos internos da planta (referidos como endófitos), não causando danos ou sinais de infeção ao seu hospedeiro **[84]**. A maioria dos endófitos bacterianos tem origem na rizosfera, a porção de solo que envolve as raízes das plantas, atraídos por secreções radiculares, e depois chegam a várias partes da planta através do sistema vascular do xilema

[85] . O microbiota das plantas inclui microrganismos comensais, que não afectam o crescimento das plantas mas utilizam os metabolitos do seu hospedeiro para sobreviver, bem como microrganismos benéficos (bactérias promotoras do crescimento das plantas, PGPB), que recebem nutrição e proteção do seu hospedeiro, ajudando simultaneamente no crescimento das plantas e nos mecanismos de defesa

[86] . A investigação sobre os endófitos bacterianos do cravinho é bastante limitada e deve ser aprofundada. É agora claro que a compreensão das múltiplas interacções entre as plantas medicinais e os endófitos poderia revolucionar a biologia das plantas e abrir caminho para modular e melhorar a produção de fitoquímicos das plantas, e/ou potencialmente obter moléculas biologicamente activas diretamente de endófitos isolados de plantas **[87,88]**. As bactérias endofíticas manipuláveis podem representar uma fonte sustentável de novos compostos naturais. De facto, as actividades biológicas da planta e a capacidade dos endófitos para estimular o metabolismo da planta podem estar interligadas, o que suscita a questão de saber se as propriedades terapêuticas dos óleos essenciais dependem da presença de moléculas de origem bacteriana (**Figura 4**). A título de exemplo, os extractos obtidos a partir de bactérias endofíticas cultiváveis de folhas de cravinho, analisados quanto à sua capacidade antioxidante, revelaram o potencial dos endófitos como produtores de antioxidantes, imitando as propriedades do eugenol **[89,90]**. Pelo contrário, ainda não existem trabalhos científicos sobre a atividade antibacteriana dos endófitos do cravinho. Estudos recentes sobre endófitos bacterianos isolados de plantas medicinais, tais como *Lavandula angustifolia, Echinacea purpurea* e *Origanum* spp. evidenciaram que os endófitos bacterianos têm o potencial de produzir substâncias antimicrobianas difusíveis e voláteis que inibem o crescimento de bactérias patogénicas humanas **[91,92]**. As moléculas activas purificadas a partir de endófitos potentes poderiam ser submetidas a testes in vivo para determinar a sua bioatividade, potencialmente igualando os efeitos terapêuticos das plantas medicinais **[93]**. Além disso, a caraterização fenotípica e genotípica das estirpes produtoras de antimicrobianos poderia conduzir a uma produção mais fácil e optimizada de composto(s) antimicrobiano(s) **[94,95]**. Outras abordagens experimentais, como a avaliação de compostos orgânicos voláteis (COVs) bacterianos juntamente com composições de óleo essencial, sugerem o envolvimento endofítico na síntese de componentes de óleo essencial **[92]**. Os endófitos demonstraram a capacidade de estimular o metabolismo da planta hospedeira. Estudos em plantas estéreis inoculadas com endófitos isolados mostraram alterações nos perfis de metabolitos secundários, sugerindo uma influência endofítica no metabolismo secundário da planta **[96]**. Estes resultados preliminares, mas promissores, destacam o potencial biotecnológico das bactérias endofíticas de plantas medicinais, sublinhando a importância de explorar os fitobiomas bacterianos como armas potenciais contra infecções por agentes patogénicos multirresistentes.

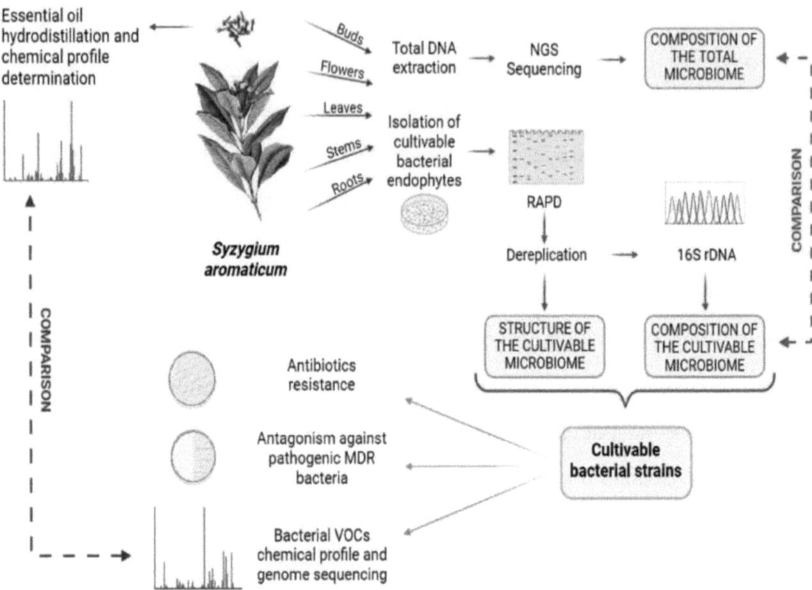

Figura 4. Fluxo de trabalho experimental para a caraterização molecular e fenotípica de endófitos bacterianos associados a *S. aromaticum*.

Conclusão

Esta revisão destacou que o OE de cravinho tem um grande potencial antimicrobiano contra diferentes estirpes microbianas e apresentou as possíveis aplicações deste fitocomplexo no tratamento de várias doenças e infecções. O consumo humano diário permitido de óleo de cravinho aprovado pelo Comité de Peritos em Aditivos Alimentares da OMS é de 2,5 mg/kg de peso corporal. O cravinho e os seus principais constituintes possuem farmacologicamente efeitos antimicrobianos, antioxidantes, anti-inflamatórios, analgésicos, anticancerígenos e anestésicos. Além disso, apresentam actividades inseticida, repelente de mosquitos, afrodisíaca e antipirética. Os resultados experimentais aqui apresentados mostraram resultados positivos e podem ser considerados um ponto de partida para estudos futuros. No entanto, os estudos analisados neste artigo foram principalmente realizados in vitro; a eficácia real do OE de S. aromaticum só deve ser tida em consideração após análises in vivo cuidadosas. Um resultado interessante é representado pela sinergia entre o OE e/ou os seus componentes com outros compostos antimicrobianos, o que poderia ajudar a enfrentar o problema global da resistência aos medicamentos, reduzindo ao mesmo tempo os efeitos negativos dos medicamentos habitualmente utilizados. Novas formulações, como nanopartículas ou nanofibras, representam uma forma inovadora de melhorar a eficácia e a estabilidade dos OEs, bem como a combinação de OEs com microrganismos, como os lactobacilos, para combater infecções e restabelecer o equilíbrio da microbiota humana. O aspeto mais crítico continua a ser a identificação das combinações certas para obter um efeito antimicrobiano sobre um alvo patogénico específico. É este o caso da sinergia observada entre o OE de cravinho e a colistina para o tratamento de infecções nosocomiais. Considerando o problema mundial urgente da resistência aos antibióticos, as substâncias naturais, como o OE de S. aromaticum, representam a via mais promissora para formulações antimicrobianas inovadoras.

Referência:

1. Abushouk, A.I.; Negida, A.; Ahmed, H.; Abdel-Daim, M.M. Mecanismos neuroprotectores de extractos de plantas contra a neurotoxicidade induzida por MPTP: Aplicações futuras na doença de Parkinson. Biomed. Pharmacother. 2017, 85, 635-645.
2. Abushouk, A.I.; Ismail, A.; Salem, A.M.A.; Afifi, A.M.; Abdel-Daim, M.M. Cardioprotective mechanisms of phytochemicals against doxorubicin- induced cardiotoxicity. Biomed. Pharmacother. 2017, 90, 935-946.
3. Ekor, M. A utilização crescente de medicamentos à base de plantas: Questões relacionadas com reacções adversas e desafios na monitorização da segurança. Front. Pharmacol. 2014, 4, 177.
4. Batiha, G.E.S.; Beshbishy, A.A.; Tayebwa, D.S.; Shaheen, M.H.; Yokoyama, N.; Igarashi, I. Efeitos inibitórios dos extractos da casca de Uncaria tomentosa, das raízes de Myrtus communis, das folhas de Origanum vulgare e das sementes de Cuminum cyminum contra o crescimento de Babesia e Theileria in vitro. Jap. J. Vet. Parasitol. 2018, 17, 1-13.
5. Beshbishy, A.M.; Batiha, G.E.S.; Adeyemi, O.S.; Yokoyama, N.; Igarashi, I. Efeitos inibitórios do metanólico de Olea europaea e do acetónico de Acacia laeta no crescimento de Babesia e Theileria. Asian Pac. J. Trop. Med. 2019, 12, 425-434.
6. Cortés-Rojas, D.F.; de Souza, C.R.; Oliveira, W.P. Cravo (Syzygium aromaticum): Uma especiaria preciosa. Asian Pac. J. Trop. Med. 2014, 4, 90-96.

7. Batiha, G.E.S.; Beshbishy, A.A.; Tayebwa, D.S.; Shaheen, M.H.; Yokoyama, N.; Igarashi, I. Efeitos inibitórios dos extractos metanólicos de Syzygium aromaticum e Camellia sinensis no crescimento dos parasitas Babesia e Theileria. Carraças Tick. Borne Dis. 2019, 10, 949-958.
8. Chomchalow, N. Spice production in Asia-An overview. In Proceedings of the Conference IBC's Asia Spice Markets 96 Conference, Singapura, 27-28 de maio de 1996.
9. Shan, B.; Cai, Y.Z.; Sun, M.; Corke, H. Capacidade antioxidante de 26 extractos de especiarias e caraterização dos seus constituintes fenólicos. J. Agric. Food Chem. 2005, 53, 7749-7759.
10. Hu, F.B.; Willett, W.C. Optimal diets for prevention of coronary heart disease (Dietas óptimas para a prevenção de doenças coronárias). JAMA 2002, 288, 2569-2578.
11. H .Astuti, R.I.; Listyowati, S.; Wahyuni, W.T. Extensão do tempo de vida da levedura modelo Saccharomyces cerevisiae após tratamento com extrato de botões de trevo derivado de etanol. IOP Conf. Ser. Terra Environ. Sci. 2019, 299, 012059.
12. Sarrami, N.; Pemberton, M.; Thornhill, M.; Theaker, E.D. Reacções adversas associadas à utilização de eugenol em medicina dentária. Br. Dental J. 2002, 193, 253.
13. Bhowmik, D.; Kumar, K.S.; Yadav, A.; Srivastava, S.; Paswan, S.; Dutta, A.S. Recent trends in Indian traditional herbs Syzygium aromaticum and its health benefits. J. Pharmaco. Phytochem. 2012, 1, 13-23. [Google Scholar]

14. Martínez-Herrera, A.; Pozos-Guillén, A.; Ruiz-Rodríguez, S.; Garrocho-Rangel, A.; Vértiz-Hernández, A.; Escobar-García, D.M. Effect of 4-Allyl- 1-hydroxy-2-methoxybenzene (eugenol) on inflammatory and apoptosis processes in dental pulp fibroblasts. Mediators Inflamm. 2016, 2016, 9371403.
15. Miyazawa, M.; Hisama, M. Supressão da resposta SOS induzida por mutagénicos químicos por alquilfenóis de cravinho (Syzygium aromaticum) no teste umu de Salmonella typhimurium TA1535/pSK1002. J. Agric. Food Chem. 2001, 49, 4019-4025.
16. Koba, K.; Nenonene, A.Y.; Raynaud, C.; Chaumont, J.P.; Sanda, K. Actividades antibacterianas do óleo essencial dos botões de Syzygium aromaticum (L.) Merr. & Perry do Togo. J. Biol. Act. Prod. Nat. 2011, 1, 42-51.
17. Nassar, M.; Gaara, A.; El-Ghorab, A.; Farrag, A.; Shen, H.; Huq, E.; Mabry, T.J. Chemical constituents of clove (Syzygium aromaticum, Fam. Myrtaceae) and their antioxidant activity. Latinoam. Quim. 2007, 35, 47.
18. Paarakh, P.M. Terminalia arjuna (Roxb.) Wt. e Arn: A review. Int. J. Pharmacol. 2010, 6, 515-534.
19. Essawi, T.; Srour, M. Rastreio da atividade antibacteriana de algumas plantas medicinais palestinianas. J. Ethnopharmacol. 2000, 70, 343-349.
20. Joshi, B.; Sah, G.P.; Basnet, B.B.; Bhatt, M.R.; Sharma, D.; Subedi, K.; Pandey, J.; Malla, R. Extração fitoquímica e propriedades antimicrobianas de diferentes plantas medicinais: Ocimum sanctum (Tulsi), Eugenia caryophyllata (Clove), Achyranthes bidentata (Datiwan) e Azadirachta indica (Neem). J. Microbiol. Antimicrob. 2011, 3, 1 -7.

21. Oulkheir, S.; Aghrouch, M.; EL Mourabit, F.; Dalha, F.; Graich, H.; Amouch, F.; Ouzaid, K.; Moukale, A.; Chadli, S. Antibacterial activity of essential oils extracts from cinnamon, thyme, clove and geranium against a gram-negative and gram-positive pathogenic bacteria. J. Dis. Med. Plants 2017, 3, 1-5.
22. Haroun, M.F.; Al-Kayali, R.S. Efeito sinérgico de extractos de Thymbra spicata L. com antibióticos contra estirpes de Staphylococcus aureus e Klebsiella pneumoniae multirresistentes. Irão. J. Basic Med. Sci. 2016, 19, 1193 - 1200.
23. Velluti, A.; Sanchis, V.; Ramos, A.; Turon, C.; Marín, S. Impacto dos óleos essenciais na taxa de crescimento, produção de zearalenona e desoxinivalenol por Fusarium graminearum em diferentes condições de temperatura e atividade da água em grãos de milho. J. Appl. Microbiol. 2004, 96, 716-724.
24. Lopez, P.; Sanchez, C.; Batlle, R.; Nerín, C. Actividades antimicrobianas em fase sólida e vapor de seis óleos essenciais: Suscetibilidade de estirpes bacterianas e fúngicas seleccionadas de origem alimentar. J. Agric. Food Chem. 2005, 53, 6939-6946.
25. Gayoso, C.; Lima, E.; Oliveira, V.; Pereira, F.O.; Souza, E.L.; Lima, I.O.; Navarro, D.F. Sensibilidade de fungos isolados de onicomicose ao óleo essencial de Eugenia cariophyllata e ao eugenol. Fitoterapia 2005, 76, 247-249.
26. Chaieb, K.; Zmantar, T.; Ksouri, R.; Hajlaoui, H.; Mahdouani, K.; Abdelly, C.; Bakhrouf, A. Propriedades antioxidantes do óleo essencial de Eugenia caryophyllata e a sua atividade antifúngica contra um grande número de espécies clínicas de Candida. Mycoses 2007, 50, 403-406.
27. Nejad, S.M.; Ozgüne§, H.; Bagaran, N. Pharmacological and toxicological properties of eugenol. Turk. J. Pharm. Sci. 2017, 14, 201-206.

28. Pei, R.S.; Zhou, F.; Ji, B.P.; Xu, J. Avaliação dos efeitos antibacterianos combinados de eugenol, cinamaldeído, timol e carvacrol contra E. coli com um método melhorado. J. Food Sci. 2009, 74, M379-M383.
29. Jirovetz, L.; Buchbauer, G.; Stoilova, I.; Stoyanova, A.; Krastanov, A.; Schmidt, E. Chemical Composition and Antioxidant properties of clove leaf essential oil. J. Agric. Food Chem. 2006, 54, 6303-6307.
30. Cortés-Rojas, D.F.; de Souza, C.R.F.; Oliveira, W.P. Cravo (Syzygium aromaticum): Uma especiaria preciosa. Asian Pac. J. Trop. Biomed. 2014, 4, 90-96.
31. Maugini, E.; Maleci Bini, L.; Mariotti Lippi, M. Botanica Farmaceutica, 9.ª ed.; Piccin: Padova, Itália, 2014.
32. Haro-González, J.N.; Castillo-Herrera, G.A.; Martínez-Velázquez, M.; Espinosa-Andrews, H. Óleo essencial de cravo-da-índia (Syzygium aromaticum L. Myrtaceae): Extração, composição química, aplicações alimentares e bioatividade essencial para a saúde humana. Molecules 2021, 26, 6387.
33. El-Saber Batiha, G.; Alkazmi, L.M.; Wasef, L.G.; Beshbishy, A.M.; Nadwa, E.H.; Rashwan, E.K. Syzygium aromaticum L. (Myrtaceae): Usos Tradicionais, Constituintes Químicos Bioactivos, Actividades Farmacológicas e Toxicológicas. Biomolecules 2020, 10, 202.
34. Hastuti, L.T.; Saepudin, E.; Cahyana, A.H.; Rahayu, D.U.C.; Murni, V.W.; Haib, J. A influência do processo de secagem ao sol e do armazenamento prolongado na composição do óleo essencial de botões de cravo (Syzygium aromaticum). Nos Anais da Conferência da AIP, Anais do 2° Simpósio Internacional sobre Progresso Atual em Matemática e Ciências (ISCPMS 2016), Depok, Indonésia, 1-2 de novembro de 2016; Sugeng, KA, Triyono, D., Mart, T., Eds.; Instituto Americano de Física Inc.: College Park, MD, EUA, 2017;p.030092.
35. Nisar, M.F.; Khadim, M.; Rafiq, M.; Chen, J.; Yang, Y.; Wan, C.C.

Propriedades Farmacológicas e Benefícios para a Saúde do Eugenol: A Comprehensive Review. Oxid. Med. Cell. Longev. 2021, 2021, 2497354.

36. Khalil, A.A.; ur Rahman, U.; Khan, M.R.; Sahar, A.; Mehmood, T.; Khan, M. Essential Oil Eugenol: Fontes, Técnicas de Extração e Perspectivas Nutracêuticas. RSC Adv. 2017, 7, 32669-32681.

37. Pramod, K.; Ansari, S.H.; Ali, J. Eugenol: A Natural Compound with Versatile Pharmacological Actions (Um composto natural com acções farmacológicas versáteis). Nat. Prod. Commun. 2010, 5, 19992006.

38. Bamdad, F.; Kadivar, M.; Karamat, J. Avaliação do conteúdo fenólico e da atividade antioxidante do cominho iraniano em comparação com o cravinho e o BHT utilizando sistemas modelo e óleo vegetal. Int. J. Food Sci. Technol. 2006, 41, 20-27.

39. Gülcin, i.; Elmasta§, M.; Aboul-Enein, H.Y. Antioxidant activity of clove oil-A powerful antioxidant source. Arab. J. Chem. 2012, 5, 489-499.

40. Gülcin, I.; Sat, i.G.; Beydemir, §.; Elmasta§, M.; Küfrevioglu, O.i. Comparação da atividade antioxidante dos botões de cravinho (Eugenia caryophylata Thunb) e alfazema (Lavandula stoechas L.). Food Chem. 2004, 87, 393-400.

41. Mehta, K.D.; Garg, G.R.; Mehta, A.K.; Arora, T.; Sharma, A.K.; Khanna, N.; Tripathi, A.K.; Sharma, K.K. Reversão da perturbação da memória e do stress oxidativo induzidos pelo propoxur através do 4'-clorodiazepam em ratos. Naunyn. Schmiedebergs Arch. Pharmacol. 2010, 381, 1.

42. Halder, S.; Mehta, A.K.; Kar, R.; Mustafa, M.; Mediratta, P.K.; Sharma, K.K. Clove oil reverses learning and memory deficits in scopolamine-treated mice. Planta Med. 2011, 77, 830-834.

43. Shields, K.M.; McQueen, C.E.; Bryant, P.J. National survey of dietary

supplement resources at drug information centers. J. Amer. Pharm. Assoc. 2004, 44, 36-40.

44. Vriens, J.; Nilius, B.; Vennekens, R. Compostos à base de plantas e toxinas que modulam os canais TRP. Curr. Neuropharmacol. 2008, 6, 79-96.

45. Daniel, A.N.; Sartoretto, S.M.; Schmidt, G.; Caparroz-Assef, S.M.; Bersani- Amado, C.A.; Cuman, R.K.N. Atividades antiinflamatória e antinociceptiva A do óleo essencial de eugenol em modelos animais experimentais. Revista Brasileira de Farmacognosia 2009, 19, 212-217.

46. Ogunwande, I.; Olawore, N.; Ekundayo, O.; Walker, T.M.; Schmidt, J.M.; Setzer, W.N. Estudos sobre a composição dos óleos essenciais, antibacterianos e citotoxicidade de Eugenia uniflora L. Int. J. Aromather. 2005, 15, 147-152.

47. Yoo, C.B.; Han, K.T.; Cho, K.S.; Ha, J.; Park, H.J.; Nam, J.H.; Kil, U.H.; Lee, K.T. Eugenol isolado do óleo essencial de Eugenia caryophyllata induz apoptose mediada por espécies reactivas de oxigénio em células de leucemia promielocítica humana HL-60. Cancer Lett. 2005, 225, 41-52

48. Lin, L.T.; Wu, S.J.; Lin, C.C. As propriedades anticancerígenas e os mecanismos de indução de apoptose do cinamaldeído e da receita herbal Huang-Lian-Jie-Du-Tang (Huáng Lián Jie Dú Tang) em células de hepatoma humano. J. Tradit. Complement. Med. 2013, 3, 227-233.

49. Russo, A.; Formisano, C.; Rigano, D.; Senatore, F.; Delfine, S.; Cardile, V.; Rosselli, S.; Bruno, M. Composição química e atividade anticancerígena dos óleos essenciais de salva mediterrânica (Salvia officinalis L.) cultivada em diferentes condições ambientais. Food Chem. Toxicol. 2013, 55, 42-47.

50. Kouidhi, B.; Zmantar, T.; Bakhrouf, A. Atividade anticariogénica e citotóxica do óleo essencial de cravinho (Eugenia caryophyllata) contra

um grande número de agentes patogénicos orais. Ann. Microb. 2010, 60, 599-604.

51. Kumar, P.; Febriyanti, R.; Sofyan, F.; Luftimas, D.E.; Abdulah, R. Anticancer potential of Syzygium aromaticum L. in MCF-7 human breast cancer cell lines. Pharmac. Res. 2014, 6, 350-354.
52. Pulikottil, S.J.; Nath, S. Potencial do cravinho de Syzygium aromaticum no desenvolvimento de um agente terapêutico para a doença periodontal: A review. S. Afr. Dent. J. 2015, 70, 108-115.
53. Tajuddin, A.S.; Latif, A.; Qasmi, I.A. Atividade afrodisíaca de extractos etanólicos a 50% de Myristica fragrans Houtt. (noz-moscada) e Syzygium aromaticum (L) Merr. & Perry. (Cravo) em ratos machos: Um estudo comparativo. BMC Complement. Altern. Med. 2003, 3, 6.
54. Saeed, S.A.; Simjee, R.U.; Shamim, G.; Gilani, A.H. Eugenol: Um inibidor duplo do fator de ativação das plaquetas e do metabolismo do ácido araquidónico. Phytomedicine 1995, 2, 23-28.
55. Raghavendra, R.H.; Naidu, K.A. Spice active principles as the inhibitors of human platelet aggregation and thromboxane biosynthesis. Prostaglandins Leukot. Essent. Fatty Acids 2009, 81, 73-78.
56. Lima, F.C.; Peixoto-Neves, D.; Gomes, M.D.; Coelho-de-Souza, A.N.; Lima, C.C.; Araújo Zin, W.; Magalhaes, P.J.; Saad, L.; Leal-Cardoso, J.H. Antispasmodic effects of eugenol on rat airway smooth muscle. Fundam. Clin. Pharmacol. 2011, 25, 690-699.
57. Guénette, S.A.; Ross, A.; Marier, J.F.; Beaudry, F.; Vachon, P. Pharmacokinetics of eugenol and its effects on thermal hypersensitivity in rats. Eur. J. Pharmacol. 2007, 562, 60-67.
58. Tao, G.; Irie, Y.; Li, D.J.; Keung, W.M. O eugenol e os seus análogos estruturais inibem a monoamina oxidase A e apresentam uma atividade semelhante à dos antidepressivos. Bioorg. Med. Chem. 2005, 13, 4777-4788.

59. Han, X.; Parker, T.L. Anti-inflammatory activity of clove (Eugenia caryophyllata) essential oil in human dermal fibroblasts. Pharm. Biol. 2017, 55, 1619-1622.

60. Pramod, K.; Ansari, S.H.; Ali, J. Eugenol: Um composto natural com acções farmacológicas versáteis. Nat. Prod. Commun. 2010, 5, 1999-2006.

61. Smith, R.L.; Cohen, S.M.; Fukushima, S.; Gooderham, N.J.; Hecht, S.S.; Guengerich, F.P.; Rietjens, I.M.C.M.; Bastaki, M.; Harman, C.L.; McGowen, M.M.; et al. A avaliação da segurança das substâncias aromatizantes dos alimentos: O papel dos estudos metabólicos. Toxicol. Res. (Camb) 2018, 7, 618-646.

62. Prashar, A.; Locke, I.C.; Evans, C.S. Cytotoxicity of clove (Syzygium aromaticum) oil and its major components to human skin cells. Cell Prolif. 2006, 39, 241-248.

63. Vijayasteltar, L.; Nair, G.G.; Maliakel, B.; Kuttan, R.; Krishnakumar, I.M. Avaliação da segurança de um extrato polifenólico normalizado de botões de cravinho: Estudos de toxicidade subcrónica e mutagenicidade. Toxicol. Rep. 2016, 3, 439449

64. Anuj, G.; Sanjay, S. Eugenol: Um fitoquímico potencial com actividades terapêuticas multifacetadas. Pharmacologyonline 2010, 2, 108-120.

65. Mishra, R.K.; Singh, S.K. Safety assessment of Syzygium aromaticum flower bud (clove) extract with respect to testicular function in mice. Food Chem. Toxic. 2008, 46, 3333-3338.

66. Dolezelová, P.; Mácová, S.; Plhalova, *L.;* Pistekova, V.; Svobodova, Z. The acute toxicity of clove oil to fish Danio rerio and Poecilia reticulata. Ata Vet. Brno 2011, 80, 305-308.

67. Janes, S.E.J.; Price, C.S.G.; Thomas, D. Intoxicação por óleos essenciais: N-acetilcisteína para insuficiência hepática induzida por

eugenol e análise de uma base de dados nacional. Eur. J. Ped. 2005, 164, 520-522.

68. Johannah, N.; Renny, R.; Gopakumar, G.; Balu, M.; Sureshkumar, D.; Krishnakumar, I.M. Para além do sabor: Um extrato de botões de cravinho (Syzygium aromaticum L) rico em polifenóis sem sabor como um novo ingrediente antioxidante dietético. Food Funct. 2015, 6, 3373-3382.

69. Teles, A.M.; Silva-Silva, J.V.; Fernandes, J.M.P.; Abreu-Silva, A.L.; da Silva Calabrese, K.; Mendes Filho, N.E.; Mouchrek, A.N.; Almeida-Souza, F. Caracterização por CG-EM da atividade antibacteriana, antioxidante e antitripanossómica do óleo essencial de Syzygium aromaticum e do eugenol. Evid.-Based Complement. Altern. Med. 2021, 2021, 6663255.

70. Chaieb, K.; Hajlaoui, H.; Zmantar, T.; Ben Kahla-Nakbi, A.; Rouabhia, M.; Mahdouani, K.; Bakhrouf, A. A Composição Química e a Atividade Biológica do Óleo Essencial de Cravinho, Eugenia caryophyllata (Syzigium aromaticum L. Myrtaceae): Uma breve revisão. Phytother. Res. 2007, 21, 501506.

71. Iseppi, R.; Mariani, M.; Condo, C.; Sabia, C.; Messi, P. Essential Oils: Uma arma natural contra bactérias resistentes a antibióticos responsáveis por infecções nosocomiais. Antibiotics 2021, 10, 417.

72. Nuñez, L.; D'Aquino, M. Atividade microbicida do óleo essencial de cravo (Eugenia caryophyllata). Braz. J. Microbiol. 2012, 43, 1255-1260.

73. Briozzo, J.; Núncez, L.; Chirife, J.; Herszage, L.; D'aquino, M. Antimicrobial Activity of Clove Oil Dispersed in a Concentrated Sugar Solution. J. Appl. Bacteriol. 1989, 66, 69-75.

74. Gill, C.O.; Suisted, J.R. The Effects of Temperature and Growth Rate on the Proportion of Unsaturated Fatty Acids in Bacterial Lipids (Os efeitos da temperatura e da taxa de crescimento na proporção de ácidos

gordos insaturados nos lípidos bacterianos). J. Gen. Microbiol. 1978, 104, 31-36

75. Fazly Bazzaz, B.S.; Khameneh, B.; Namazi, N.; Iranshahi, M.; Davoodi, D.; Golmohammadzadeh, S. Nanopartículas lipídicas sólidas com óleo essencial de *Eugenia caryophyllata*: Os novos sistemas nanoparticulados com atividade antimicrobiana de largo espetro. *Lett. Appl. Microbiol.* 2018, *66,* 506-513.

76. Hameed, M.; Rasul, A.; Waqas, M.; Saadullah, M.; Aslam, N.; Abbas, G.; Latif, S.; Afzal, H.; Inam, S.; Akhtar Shah, P. Formulação e avaliação de uma formulação de nanofibra encapsulada em óleo de cravo para uma cura eficaz de feridas. Molecules 2021, 26, 2491.

77. Vázquez-Ucha, J.C.; Martínez-Guitián, M.; Lasarte-Monterrubio, C.; Conde-Pérez, K.; Arca-Suárez, J.; Álvarez-Fraga, L.; Pérez, A.; Crecente-Campo, J.; Alonso, M.J.; Bou, G.; et al. Syzygium aromaticum (Clove) and Thymus zygis (Thyme) Essential Oils Increase Susceptibility to Colistin in the Nosocomial Pathogens Acinetobacter baumannii and Klebsiella pneumoniae. Biomed. Pharmacother. 2020, 130, 110606.

78. Zhang, Y.; Wang, Y.; Zhu, X.; Cao, P.; Wei, S.; Lu, Y. Actividades antibacterianas e antibiofilme do Eugenol do óleo essencial de Syzygium aromaticum (L.) Merr. & L. M. Perry (Clove) Leaf contra o agente patogénico periodontal Porphyromonas gingivalis. Microb. Pathog. 2017, 113, 396-402.

79. Kouidhi, B.; Zmantar, T.; Bakhrouf, A. Atividade anticariogénica e citotóxica do óleo essencial de cravinho (Eugenia caryophyllata) contra um grande número de agentes patogénicos orais. Ann. Microbiol. 2010, 60, 599-604.

80. Lu, H.; Hong, T.; Jiang, Y.; Whiteway, M.; Zhang, S. Candidiasis: Da cutânea à sistémica, novas perspectivas de potenciais alvos e estratégias

terapêuticas. Adv. Drug Deliv. Rev. 2023, 199, 114960.

81. Chaieb, K.; Zmantar, T.; Ksouri, R.; Hajlaoui, H.; Mahdouani, K.; Abdelly, C.; Bakhrouf, A. Propriedades antioxidantes do óleo essencial de Eugenia caryophyllata e a sua atividade antifúngica contra um grande número de espécies clínicas de Candida. Mycoses 2007, 50, 403-406.

82. Murina, F.; Vicariotto, F.; Di Francesco, S. Thymol, Eugenol and Lactobacilli in a Medical Device for the Treatment of Bacterial Vaginosis and Vulvovaginal Candidiasis. New Microbiol. 2018, 41, 220-224.

83. Machado, M.; Dinis, A.M.; Salgueiro, L.; Custódio, J.B.A.; Cavaleiro, C.; Sousa, M.C. Atividade Anti-Giardia do Óleo Essencial de Syzygium aromaticum e do Eugenol: Efeitos no Crescimento, Viabilidade, Adesão e Ultra-estrutura. Exp. Parasitol. 2011, 127, 732-739.

84. Schulz, B.; Boyle, C. What Are Endophytes? Em Microbial Root Endophytes; Schulz, B.J.E., Boyle, C.J.C., Sieber, T.N., Eds.; Springer: Berlin/Heidelberg, Germany, 2006; Volume 9, pp. 1 -13.

85. Kandel, SL; Joubert, PM; Doty, SL Colonização e distribuição de endófitos bacterianos nas plantas. Microorganismos 2017, 5, 77.

86. Santoyo, G.; Moreno-Hagelsieb, G.; del Carmen Orozco-Mosqueda, M.; Glick, B.R. Plant Growth-Promoting Bacterial Endophytes. Microbiol. Res. 2016, 183, 92-99.

87. Strobel, G.A. Endophytes as Sources of Bioactive Products. Microbes Infect. 2003, 5, 535-544.

88. Martinez-Klimova, E.; Rodríguez-Peña, K.; Sánchez, S. Endophytes as Sources of Antibiotics. Biochem. Pharmacol. 2017, 134, 1-17.

89. Triandriani, W.; Sogandi; Saputri, D.D.; Suhendar, U. Antioxidant Activity of Endophytic Bacterial Extract Isolated from Clove Leaf (Syzygium aromaticum L.). J. Agric. Appl. Biol. 2020, 1, 9-17.

90. Utami, L.A.; Wahyuni, W.T.; Mubarak, N.R.; Astuti, R.I. Endophytic

Bacteria of Clove (Syzygium aromaticum L.) Leaves Produce Metabolites with Antioxidant and Antiaging Properties. J. Appl. Pharm. Sci. 2023, 13, 241-250.

91. Castronovo, L.M.; Calonico, C.; Ascrizzi, R.; Del Duca, S.; Delfino, V.; Chioccioli, S.; Vassallo, A.; Strozza, I.; De Leo, M.; Biffi, S.; et al. The Cultivable Bacterial Microbiota Associated to the Medicinal Plant Origanum vulgare L.: From Antibiotic Resistance to Growth-Inhibitory Properties. Front. Microbiol. 2020, 11, 862.

92. Polito, G.; Semenzato, G.; Del Duca, S.; Castronovo, L.M.; Vassallo, A.; Chioccioli, S.; Borsetti, D.; Calabretta, V.; Puglia, A.M.; Fani, R.; et al. Bactérias endofíticas e óleo essencial de Origanum vulgare Ssp. Vulgare compartilham alguns VOCs com uma atividade antibacteriana. Microorganismos 2022, 10, 1424.

93. Alvin, A.; Miller, K.I.; Neilan, B.A. Exploring the Potential of Endophytes from Medicinal Plants as Sources of Antimycobacterial Compounds (Explorando o potencial de endófitos de plantas medicinais como fontes de compostos antimicobacterianos). Microbiol. Res. 2014, 169, 483-495.

94. Zhou, *L.;* Song, C.; Li, Z.; Kuipers, O.P. Antimicrobial activity screening of rhizosphere soil bacteria from tomato and genome-based analysis of their antimicrobial biosynthetic potential. BMC Genom. 2021, 22, 29.

95. Remali, J.; Sarmin, N.I.M.; Ng, C.L.; Tiong, J.J.L.; Aizat, W.M.; Keong, L.K.; Zin, N.M. A caraterização genómica de um novo Streptomyces kebangsaanensis endofítico identifica grupos de genes da via biossintética para a produção de novos antibióticos de fenazina. PeerJ 2017, 5, e3738.

96. Maggini, V.; De Leo, M.; Granchi, C.; Tuccinardi, T.; Mengoni, A.; Gallo, E.R.; Biffi, S.; Fani, R.; Pistelli, L.; Firenzuoli, F.; et al. A

influência da microbiota da folha de Echinacea purpurea no nível de ácido chicórico. Sci. Rep. 2019, 9, 10897.

97. Hamid, Balsam Tagelsir Alsafi, Nusaiba Abdelrahman M. Hakim, Leila Mohamed A. Abdelgader, Ghanem Mohammed Mahjaf, Khalid Saeed Hammad, Tibyan Abdalmajed Altaher e Mubarak Ghaleb H. Al-hamodi. 2024. "Avaliação In Vitro da Atividade Antimicrobiana de Syzigium Aromaticum (Cravo) Contra Bactérias Isoladas de Diferentes Espécimes Clínicos na Cidade de Shendi, Sudão". South Asian Journal of Research in Microbiology 18 (7):84-93. https://doi.org/10.9734/sajrm/2024/v18i7375.

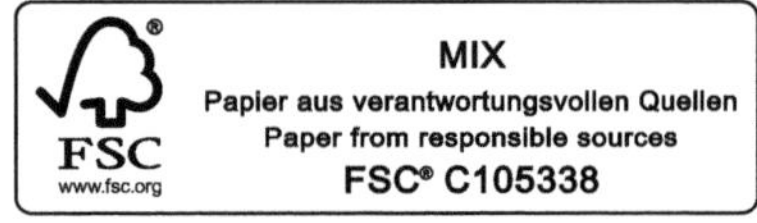

Printed by Books on Demand GmbH, Norderstedt / Germany